DES

ERYTHÈMES POLYMORPHES

D'ORIGINE ÉBERTHIENNE

AVEC OU SANS DOTHIÉNENTÉRIE

PAR

Le Dr Georges AYCARD
Élève de l'École du Service de Santé Militaire.

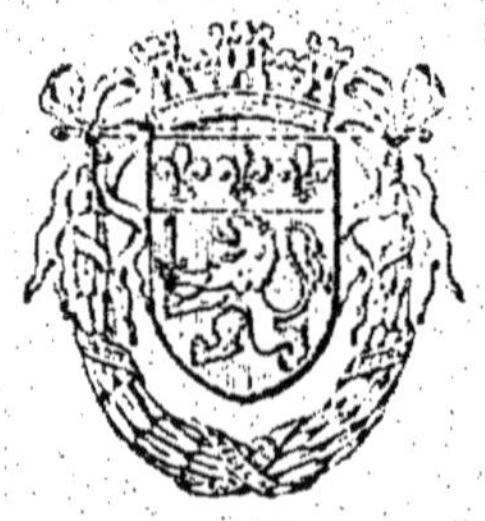

LYON
A. REY, IMPRIMEUR-ÉDITEUR DE L'UNIVERSITÉ
4, RUE GENTIL, 4

1911

DES

ÉRYTHÈMES POLYMORPHES

D'ORIGINE ÉBERTHIENNE

AVEC OU SANS DOTHIÉNENTÉRIE

DES

ERYTHÈMES POLYMORPHES

D'ORIGINE EBERTHIENNE

AVEC OU SANS DOTHIÉNENTÉRIE

PAR

Le Dr Georges AYCARD

Élève de l'École du Service de Santé Militaire.

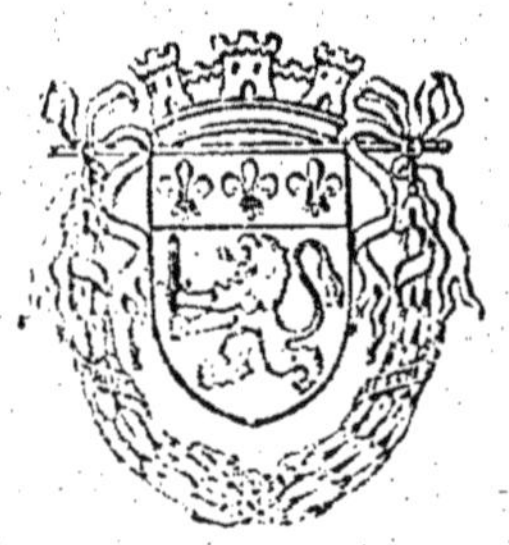

LYON

A. REY, IMPRIMEUR-ÉDITEUR DE L'UNIVERSITÉ

4, RUE GENTIL, 4

—

1911

A LA MÉMOIRE DE MON ONCLE

Le Médecin principal de 1re classe RENARD

Officier de la Légion d'honneur.

A LA MÉMOIRE DE MON BEAU-FRÈRE

A MON PÈRE ET A MA MÈRE

Je dédie ces modestes pages, bien faible témoignage de mon infinie tendresse et de ma profonde reconnaissance pour toute une vie de sacrifice et de dévouement.

A MES SŒURS

Je les unis dans un même sentiment d'affection.

A MES PARENTS ET A MES AMIS

A mon Président de Thèse

MONSIEUR LE PROFESSEUR J. COURMONT
Professeur d'Hygiène à la Faculté de Médecine de Lyon,
Membre Correspondant de l'Académie de Médecine,
Médecin des Hôpitaux,
Chevalier de la Légion d'honneur.

Nous le remercions du grand honneur qu'il nous fait en acceptant la présidence de notre thèse.

A MONSIEUR LE PROFESSEUR-AGRÉGÉ LESIEUR
Médecin des Hôpitaux,
Directeur du Bureau d'Hygiène de la Ville de Lyon.

Il nous a inspiré le sujet de notre thèse. Nous le remercions de l'amabilité avec laquelle il nous a toujours accueilli et nous l'assurons de notre profonde reconnaissance.

A MES MAITRES

de la Faculté d'Alger,

de la Faculté de Lyon

et de l'École du Service de Santé Militaire.

INTRODUCTION

L'étude des érythèmes polymorphes d'origine typhique, de date relativement récente, semble aujourd'hui bien complète et très approfondie : depuis les premiers travaux de 1850, des publications nombreuses ont traité de cette affection et la synthèse d'observations multiples a conduit à un tableau clinique très complet et très net. Le travail de Galliard, en 1894, semblait définitif et, de fait, depuis lors, la question fort bien étudiée, à coup sûr, dans les traités, ne fit l'objet d'aucun nouveau travail important, alors que se multipliaient les cas cliniques.

Sans vouloir reprendre et citer toutes les observations connues d'érythèmes polymorphes d'origine typhique, il nous a paru qu'un exposé général, une revue de la question viendrait actuellement à son heure, si l'on songe aux cas récemment publiés dont la nouveauté d'une part, les particularités de l'autre, pouvaient véritablement donner à la question un intérêt nouveau, une portée véritable.

Il était particulièrement intéressant d'exposer succinctement les diverses théories pathogéniques de ces érythèmes, aussi bien celles qui attribuent à l'infection secondaire un rôle primordial que celles qui reconnaissent au bacille d'Eberth lui-même une part prépondérante et certaine ; nous insisterons sur ces dernières pour bien montrer que les idées, les recherches nouvelles tendent à en démontrer la justesse, et pour déclarer qu'elles sont singulièrement séduisantes dans les cas qui nous sont personnels.

Et en effet, aux diverses variétés cliniques étudiées en 1894 par Galliard nous avons cru devoir ajouter une nouvelle modalité, dans laquelle le rôle du bacille d'Eberth ne paraît pas douteux : nous voulons parler des érythèmes polymorphes d'origine éberthienne *sans fièvre typhoïde.*

Une observation récemment publiée dans la *Province Médicale* nous semble répondre à ce type clinique et nous avons pensé devoir la ranger à côté des cas extrêmement intéressants, que nous devons à la grande obligeance et à la bienveillance de M. le professeur agrégé Lesieur et qui ont été recueillis dans le service de ce dernier à l'hôpital d'isolement de la Croix-Rousse.

Chez ces malades, les symptômes de fièvre typhoïde sont considérablement atténués, réduits à d'assez vagues troubles digestifs avec fièvre et pour ainsi dire marqués par les phénomènes érythémateux : le séro-diagnostic et l'hémoculture ont seuls permis d'affirmer la nature éberthienne de l'affection.

Nous n'avons pas retrouvé dans la littérature médicale d'autres cas comparables ; nous nous attacherons donc à les mettre en valeur en soulignant tout l'intérêt des méthodes de laboratoire dans le diagnostic de pareilles affections.

Sans prétendre à éclairer d'un jour nouveau la question des érythèmes polymorphes dits idiopathiques, nous pensons que ces recherches tendent à restreindre encore le cadre de ces affections si souvent obscures, au point de vue pathogénique.

Ces quelques considérations montrent déjà quelle sera la portée de notre travail et les grandes lignes directrices que nous lui avons données.

Après un historique rapide de la question, nous donnerons un aperçu symptomatique des érythèmes polymorphes d'origine éberthienne avec fièvre typhoïde, réservant un paragraphe spécial et basé sur n[illegible] observations aux érythèmes éberthiens sans doth[illegible]ntérie.

Nous synthétiserons ensuite ces faits, [illegible] tenter une classification des formes cliniques de ces érythèmes éberthiens, inspirée de celle de Galliard, et augmentée de la modalité observée par MM. Lesieur et Marchand.

Nous y reviendrons d'ailleurs au chapitre du diagnostic pour indiquer que, dans cette dernière surtout, le séro-diagnostic et l'hémoculture ont une importance de tout premier ordre.

Enfin, nous consacrerons un dernier chapitre aux théories pathogéniques anciennes et modernes concernant ces érythèmes et nous nous efforcerons de tirer des déductions thérapeutiques des cas que nous avons eu la bonne fortune d'observer.

Nous n'oublierons pas de remercier ici M. Lesieur, à qui nous devons l'idée de cette thèse intéressante, ainsi que M. le Dr Marchand qui nous éclaira de ses conseils avisés.

DES
ÉRYTHÈMES POLYMORPHES
D'ORIGINE ÉBERTHIENNE
AVEC OU SANS DOTHIÉNENTÉRIE

HISTORIQUE

L'étude des érythèmes polymorphes éberthiens ne remonte guère qu'à 1850, et a cependant suscité un grand nombre d'observations, de travaux, de mémoires importants, auxquels sont liés les noms de Hutinel, Martin de Gimard, Galliard, Rispal, Pons, Remlinger, Lesieur, etc.

La première observation d'exanthème généralisé au cours d'une typhoïde fut écrite par Forget en 1852 ; dix ans plus tard seulement, Sourier et Aspol publiaient des exemples d'exanthèmes rubéoliformes, au cours d'une épidémie de typhoïde à Saint-Etienne. Puis, c'étaient, en 1864, les deux cas de Chédevergnes et l'observation de Bricheteau.

Plus tard, en 1877, Griesinger et Bez faisaient allusion à ces cas exanthématiques et, en 1878, de nouveaux cas étaient observés par Murchison qui soulignait « une teinte écarlate de la peau qui fit songer à la scarlatine, avant l'apparition des taches rosées », et par Raymond et Nélaton.

Gabiran, Keromnès, Raynaud, dans leurs thèses, citèrent des cas intéressants de ces érythèmes typhiques.

De nouvelles observations avaient été successivement rapportées en 1883 par Lemaigre qui avait vu une éruption morbilliforme suivie de mort ; en 1890, par de Langenhagen et par Lovy, lorsque MM. Hutinel et Martin de Gimard publièrent, dans la *Médecine Moderne*, un travail important relatant un bon nombre de cas d'érythèmes typhiques observés principalement chez des enfants : ils soulignaient notamment la gravité de quelques-unes des formes étudiées par eux, et montraient le pronostic sombre que l'on peut faire en pareil cas, notion sur laquelle nous aurons d'ailleurs l'occasion de revenir plus loin.

Ces deux auteurs, poussant plus avant leurs investigations, recherchèrent quel pouvait être le point de départ, ou, si l'on préfère, la pathogénie de ces érythèmes et publiaient à quelque temps de là un nouveau travail, dans lequel le rôle des infections secondaires était mis en valeur.

La thèse de Mussy, puis celle de Calton en 1893, basée sur les cas décrits par Hutinel, trois observations de Le Gendre apportèrent à la question des faits nouveaux et intéressants.

M. Galliard en 1894, dans divers travaux, mit bien au point la question de ces érythèmes eberthiens ; en outre d'une observation et d'une leçon relatées dans la

Semaine Médicale, il présenta à la Société Médicale des Hôpitaux de Paris un remarquable mémoire où la classification des variétés cliniques de ces érythèmes typhiques était nettement établie; nous verrons d'ailleurs que ce travail très complet a conservé tout son intérêt, et nous lui avons largement emprunté.

Notons encore une nouvelle observation du même auteur parue en 1896 et quelques cas nouveaux relatés la même année par Gillet dans sa thèse.

En 1898, enfin, il faut noter deux observations de Rispal, présentées à la Société de Médecine de Toulouse et la thèse de Pons. En 1900, Remlinger réunit 59 observations, dont 12 personnelles; Lesieur en fait connaître 2 autres en 1906.

Tout récemment, en septembre dernier, MM. Richon et Hanns, de Nancy, rapportaient dans la *Province Médicale* un cas bien intéressant de fièvre typhoïde, avec érythème polymorphe éberthien, que nous citerons *in extenso*, et dont nous nous efforcerons de faire ressortir les particularités.

Un travail destiné à la *Province Médicale*, dû à MM. Lesieur et Marchand, a enfin servi de point de départ à notre thèse, par des observations nouvelles et dont les deux principales : « érythème polymorphe éberthien sans dothiénentérie » sembleraient être les premières de ce genre si nous ne pensions qu'elles doivent être rapprochées de l'observation de Richon et Hanns.

CHAPITRE PREMIER

ÉTIOLOGIE

L'étude des érythèmes polymorphes éberthiens avec ou sans fièvre typhoïde a suscité un nombre de travaux et d'observations assez considérable pour qu'il soit permis de se demander quelles sont les influences qui en favorisent l'apparition; quelles en sont, si l'on préfère, les règles étiologiques.

La question a déjà été traitée par Pons dans sa thèse et cet auteur a notamment insisté sur ces faits que l'érythème apparait indifféremment aux périodes de début, d'état, de déclin ou de convalescence de la fièvre typhoïde, et que l'exanthème est essentiellement variable : rubéolique, scarlatineux, érysipélateux, papuleux ou vésiculeux, sans qu'il soit possible de prévoir cette variation chez tel ou tel malade.

La question de l'âge des sujets est plus nettement définie, et les études de MM. Hutinel et Martin de Gimard en 1889, de Callon en 1893 ont bien montré la fréquence plus grande de ces érythèmes chez les enfants, constatation qui n'étonne point si l'on songe avec Hutinel que la peau chez l'enfant « est plus sensible et plus irritable, que la circulation y est plus active que chez l'adulte ».

Toutefois, les observations inédites que nous rapportons dans ce travail montrent bien que l'érythème éberthien est relativement fréquent chez l'adulte, qu'il est peut-être d'une observation un peu plus courante chez la femme, et qu'enfin, chez cette dernière, il peut prendre naissance à des époques diverses de la vie. Nous relatons, en effet, cinq observations d'érythèmes éberthiens avec ou sans fièvre typhoïde : tous ont été observés chez des femmes, à des périodes de la vie assez diverses : s'ils se sont produits à vingt ans, à seize ans, à vingt-neuf ans, à treize ans et à dix-neuf ans, on a aussi observé cette complication chez une femme de soixante-trois ans. Il est certain que la proportion tendrait à montrer que les femmes sont plus fréquemment atteintes vers la vingtième année, mais vu le petit nombre des cas, il ne nous semble pas permis d'être très affirmatif.

Il convient de tenir compte, en même temps que de l'âge du sujet, de ses prédispositions : il est bien certain que la plus ou moins grande résistance de l'appareil cutané de chaque individu, la plus ou moins grande irritabilité de ses téguments ne sauraient être négligées, et le prédisposent à ces lésions exanthématiques ainsi peut-être que l'état antérieur du foie, du système nerveux, etc.

Nous n'avons rien trouvé de bien particulier à signaler à ce sujet dans nos observations. Nous relevons cependant dans les antécédents de nos malades III et IV des troubles dyspeptiques (entérite membraneuse) ; chez notre malade IV, l'entérite membraneuse a duré six mois. Nous nous bornons à signaler ces phénomènes gastriques et intestinaux, qui ne sont pas dépourvus de tout intérêt si l'on songe au retentissement des troubles digestifs sur le bon état de la peau.

Il nous reste à dire quelques mots d'un facteur étiologique important fort bien étudié par Pons : nous voulons parler de la contagiosité. Dans bon nombre de travaux, en effet, on trouve relatées de véritables petites épidémies d'érythèmes polymorphes avec fièvre typhoïde atteignant plusieurs malades d'une même salle, ou voisins de lit : ce sont des séries de ce genre qu'observèrent notamment Raymondo et Nélaton en 1878, Hutinel et Martin de Gimard en 1889, Calton en 1893, Le Gendre la même année, Gillet en 1896, Rispal en 1898. Cette contagiosité apparente, que l'on ne saurait évidemment affirmer, ainsi que l'a bien noté M. Galliard, n'est pas sans intérêt dans la question des érythèmes polymorphes éberthiens sans fièvre typhoïde.

On sait, en effet, depuis les travaux de Lannois, que certains érythèmes polymorphes, dits idiopathiques, se sont montrés contagieux. Connaissant cette notion de la contagiosité des érythèmes polymorphes éberthiens avec typhoïde, n'est-il pas permis de se demander s'il n'y a pas corrélation de faits ? N'est-il pas admissible que, parfois, ces érythèmes polymorphes, dits idiopathiques contagieux, sont dus à l'Eberth ? Ce n'est là qu'une idée, qu'une hypothèse séduisante, qu'il nous a paru bon de souligner.

CHAPITRE II

SYMPTOMATOLOGIE

La description que nous allons essayer de donner des érythèmes polymorphes éberthiens, avec ou sans fièvre, est ordonnée sur le plan suivant : Après avoir étudié les lésions érythémateuses elles-mêmes, nous traiterons des phénomènes dothiénentériques, puis des altérations de l'état général, des troubles plus ou moins graves auxquels donne lieu la septicémie éberthienne.

Il est bien entendu que nous laisserons de côté, comme ne faisant point absolument partie de la question, les taches rosées lenticulaires, à peu près constantes, mais parfois particulièrement abondantes (Weill et Lesieur), et les éruptions sudorales ou hémorragiques, parfois rencontrées dans l'évolution de la fièvre typhoïde.

En ce qui concerne la première partie de ce chapitre, c'est-à-dire l'érythème polymorphe lui-même, nous n'avons pas la prétention de reprendre les travaux de Hutinel, de Martin de Gimard, de Galliard ou de Pons, qui semblent avoir définitivement décrit ces éruptions éberthiennes. Nous voulons seulement, en nous servant de leurs descriptions, et en citant les cas nouveaux que nous rapportons, donner un aperçu rapide et résumé de l'érythème polymorphe éberthien. Qu'ils s'accompagnent ou non de phénomènes typhiques, ces érythèmes éberthiens prêtent à la même description symptomatologique.

Essentiellement variables de par leur aspect et leur morphologie, ces exanthèmes, souvent constitués par de simples macules peu colorées et disparaissant à la pression ou par des placards rougeâtres semblables à ceux de la scarlatine, peuvent revêtir les formes les plus variées et les plus compliquées ; car, bien souvent, les divers éléments, macules, rougeurs diffuses, se trouvent chez le même sujet, en même temps que des papules ou des éléments nodulaires et noueux.

D'une façon générale, on peut dire cependant que la majorité de ces érythèmes appartiennent à ce groupe des érythèmes polymorphes, auxquels les classiques reconnaissent le type érythémato-papuleux.

Hutinel a décrit avec beaucoup de précision, dans les *Archives Générales de Médecine*, en 1890, des érythèmes lisses, circinés, marginés ou gyratés, papuleux, rubéoliques, scarlatiniformes, vésiculeux, noueux, bulleux, purpuriques. Ce sont autant d'aspects fréquemment observés ; ajoutons que des pustules (Egglesten) ou des bulles et des ecchymoses purpuriques (Curschmann) sont parfois observées.

Dans les cas courants, ce sont les éléments nodulaires, combinés aux macules ou aux placards rougeâtres, que l'on rencontre.

Ces éléments nodulaires sont constitués par des plaques arrondies, masses indurées d' 1 cent. de largeur en moyenne, planes ou faisant au contraire une légère saillie, de couleur d'abord plus ou moins rouge et reposant généralement sur une base légèrement infiltrée. La disposition des éléments est variable ; on les voit en croissants, en corymbes ou en larges plaques confluentes. Ces éléments, parfois peu sensibles au toucher, peuvent, en certains cas, être très douloureux à la pression, comme nous le verrons par les quelques citations suivantes, empruntées aux observations de Richon et Hanns, et à celles de M. Lesieur.

On lit dans l'observation de Richon et Hanns : « La malade présente au niveau des jambes et sur les coudes une éruption formée de petites nodosités douloureuses à la pression, grosses comme de petits pois, assez symétriquement disposées, et ne remontant pas au delà des genoux ». Et plus loin : « Ces éléments éruptifs deviennent plus nombreux..... Ce sont des papules rouges, dont quelques-unes reposent sur une induration sous-cutanée assez profonde. »

Dans notre observation IV, il est écrit : « On découvre une plaque érythémateuse au-dessous du sein gauche, large comme la main, constituée par de petits éléments rouges légèrement surélevés. Au-dessous du sein droit, plaque érythémateuse de même dimension, mais uniforme et sans surélévation... A la face antérieure de chaque jambe, on voit à peu près symétriquement placés et irrégulièrement espacés six éléments arrondis maculo-papuleux, larges d'environ 1/2 à 1 centimètre, sauf celui situé au-devant de la partie moyenne du tibia droit, qui mesure 2 centimètres de diamètre au moins ; cet élément, de couleur rose fleur de pêcher, est très douloureux à la pression ; il s'accompagne d'œdème périphérique et de pseudo-fluctuation, pas de prurit ; il s'agit de véritables nodosités de la peau.... »

Il arrive enfin, comme nous l'avons dit plus haut, que l'éruption soit composée seulement de macules, de taches purpuriques et de placards rougeâtres non douloureux, et nos observations III et IV sont tout à fait caractéristiques à ce sujet.

Ces lésions érythémateuses, que l'on voit le plus souvent à la période d'état, généralisées, affectent au début de l'affection un certain nombre de lieux de prédilection : le membre inférieur, et surtout le voisinage de l'articulation du genou ; au membre supérieur, le coude, le poignet, ou l'avant-bras. Elles peuvent être symétriques.

C'est ainsi que, dans notre observation IV, les lésions siègent surtout « à la face antérieure de chaque jambe ». Et dans notre observation II, il est noté que l'éruption occupait surtout « la face antérieure de la jambe au-dessous des genoux ». Enfin notre observation V relate le début de l'éruption « au niveau des jambes autour des genoux et sur les coudes ».

Le visage est le plus souvent respecté et, dans un de nos cas, par exemple observation III, où l'éruption maculeuse est généralisée, « le visage seul » est respecté.

En résumé, ces phénomènes éruptifs présentent une extrême variabilité, et, chez un même malade, les éléments les plus divers peuvent être rencontrés. Ils ne sont pas moins variables quant à la date de leur apparition, et nous verrons, au chapitre des formes cliniques, qu'il convient de les diviser en érythèmes du début, de la période d'état, du déclin, et de la convalescence.

Quant à leur durée, considérée jusqu'ici comme éphémère (quatre à cinq jours d'après Pons), on voit par notre observation IV que l'érythème noueux a pu être étudié pendant seize jours. Les érythèmes qui présentent au début une teinte écarlate arrivent dans la suite de leur évolution à prendre les différentes teintes d'une ecchymose en voie de régression, d'où le nom d'érythème contusiforme qui leur a été souvent donné. Une légère desquamation déjà signalée a marqué souvent la rétrocession de ces phénomènes.

Aux phénomènes purement éruptifs nous rattacherons ces arthralgies qui sont décrites dans les classiques comme dépendant d'érythèmes polymorphes et que l'on a pu retrouver notamment dans l'observation de Richon et Hanns : « Elle souffre de douleurs vagues dans le dos, les reins, les mollets ».

Voyons maintenant quels sont les divers troubles qui accompagnent ces érythèmes ; disons quelques mots des phénomènes typhiques concomitants et considérons quelles altérations de l'état général peuvent être la conséquence de l'érythème eberthien.

Nous étudierons ici très brièvement les cas les plus classiques et les plus nombreux où l'érythème survient au début ou au cours d'une fièvre typhoïde franche avec tout le cortège symptomatique connu : diarrhée, grosse rate, taches rosées, ulcérations buccales, pharyngées, labiales et linguales, gargouillement iléo-cæcal, phénomènes bronchitiques, dicrotisme du pouls, température élevée, dissociation du pouls et de la température. Il ne nous semble pas en effet que l'on puisse ajouter aux études précises et complètes de Galliard, de Rispal et de Pons.

Par contre, il est intéressant d'observer que, dans trois cas, les phénomènes typhiques ont été réduits à de très vagues symptômes et qu'il a bien fallu le sérodiagnostic et l'hémoculture pour diagnostiquer la présence du bacille d'Eberth. Ce sont là des cas où véritablement la fièvre typhoïde est marquée par l'érythème.

Que trouve-t-on en effet dans nos observations II et III et dans celle de Richon et Hanns?

Dans notre observation III, « l'affection a débuté par de violentes douleurs abdominales, accompagnées de nausées et de fièvre, *mais sans symptômes typhiques* ». On lit plus loin : « A l'entrée, état général relativement bon, *pas d'état typhique, anorexie, constipation opiniâtre, haleine fétide, langue saburrale*. Abdomen un peu ballonné, petite zone de matité dans la région splénique. Aux poumons, râles muqueux. Pouls régulier, bien frappé ». Au cours de l'évolution, on a noté : « La température rectale moyenne qui était tombée rapidement à 38 degrés remonte à 39°1 ; la constipation persiste, la langue est toujours blanche ». Et le 1er novembre, soit dix jours après l'entrée, on note déjà « l'état général excellent ».

Dans l'observation IV, « l'affection a débuté par une céphalée violente avec légère dysphagie et *constipation*; température rectale — 38-39 degrés; pas de prostration; la malade répond très bien aux questions posées; pas de diarrhée, pas de coliques, pas d'épistaxis ». Et plus loin : « A l'examen : langue saburrale, abdomen souple, léger gargouillement; pas de taches rosées; la rate ne donne à la percussion qu'une matité haute d'un travers de doigt; P. = 98; la température oscille entre 38 et 38°9 ». Dans la suite on a écrit : « La fièvre a duré seize jours, n'atteignant 39 degrés qu'au début ».

Enfin, MM. Richon et Hanns ont écrit à la fin de leur observation : « Cette fièvre typhoïde fut caractérisée par une fièvre oscillant entre 38 et 39 degrés, de la dissociation du pouls et de la température, de la *constipation*, de l'anorexie et un peu de céphalée ».

On voit par ces quelques citations le peu d'importance des phénomènes typhiques et l'on conçoit fort bien que MM. Richon et Hanns aient écrit : « Le diagnostic d'érythème polymorphe primitif semblait absolument plausible ». Si l'on veut résumer les signes typhiques de ces quelques cas, on trouve : la langue saburrale ou blanchâtre, un léger gargouillement, quelquefois un peu de matité splénique, une moyenne de température oscillant entre 38 et 39 degrés, de la céphalée, de la dissociation du pouls, et enfin quelques troubles digestifs sur lesquels nous voulons insister.

On est frappé, en effet à la lecture des trois observations ci-dessus citées, par la régularité avec laquelle on a rencontré « la constipation » au cours de ces érythèmes éberthiens sans fièvre typhoïde. Peut-être convient-il de mettre ce symptôme en valeur et noter qu'il s'accompagne souvent d'anorexie, de langue saburrale, d'haleine fétide.

On a déjà idée, par les citations précédentes, de ce que sont ces érythèmes polymorphes éberthiens sans fièvre typhoïde au point de vue des troubles, des altérations de l'état général. La bénignité des symptômes, la conservation d'un excellent état général observé par Richon et Hanns, sont à peu de chose près les constatations qu'a faites M. Lesieur chez les malades III et IV.

Dans l'observation III, on note, à l'entrée : « L'état général est relativement bon, pas d'état typhique ». Dans le cas IV, « il n'y a pas de prostration et l'état général est bon ». Enfin, chez la première malade l'affection a duré vingt jours et chez la seconde seize jours.

Il semble donc que l'on puisse écrire que l'érythème polymorphe éberthien sans fièvre typhoïde n'occasionne pas de troubles graves de l'état général, et qu'il est le plus souvent bénin et d'assez courte durée.

On voit par là une différence très nette entre ces cas d'érythèmes éberthiens *sans fièvre typhoïde* et les cas d'érythèmes éberthiens *avec fièvre typhoïde*. On sait, en effet, que jusqu'ici les auteurs ont considéré cette complication des typhoïdes comme grave ; et Pons a pu écrire dans sa thèse, reflétant l'opinion classique : « Ce qui frappe au premier abord, quand on approche du malade, c'est une aggravation de l'état général qui était, il est vrai, plus ou moins bon, mais qui ne faisait soupçonner aucune complication fâcheuse. Rapidement le patient est en proie à une prostration considérable, à une adynamie profonde : il est plongé dans une véritable stupeur, qui, cependant, ne porte pas atteinte à son intelligence, car il peut répondre aux questions qu'on lui adresse. L'aspect du visage est caractéristique : il rappelle de tous points le facies d'une péritonite ou d'une septicémie aiguë ; il est terreux, livide ; la peau est sèche, écailleuse, couverte d'une sueur froide. Les pommettes sont saillantes, marbrées, les yeux brillants, excavés, entourés d'un cercle noirâtre, les conjonctives injectées ; le nez est mince, effilé ; la pâleur est très grande ».

Et Pons achève ce sombre tableau clinique par l'étude de la température, élevée vers 40 degrés et même plus ; du pouls « rapide, filiforme, intermittent » ; des bruits du cœur « sourds, mal frappés, voisins du collapsus » ; de la respiration « accélérée et superficielle » ; des troubles gastriques et surtout des « vomissements fréquents » « incoercibles et bilieux » ; d'abondantes sueurs, de l'adynamie très prononcée, de la stupeur et de la prostration profonde.

Il est bien certain que, dans bon nombre de cas, l'intoxication éberthienne peut donner lieu à des phénomènes généraux aussi graves ; mais il semble qu'il ne faut point généraliser, et que, parfois, ces érythèmes éberthiens avec fièvre typhoïde ne donnent pas lieu à une réaction aussi intense et ont une bénignité relative. Ce fut le cas, par exemple, de cet érythème rubéoliforme qui survint chez notre malade n° II ; treize jours après son entrée à l'hôpital, le jour même où apparut l'éruption, on écrivait : « Depuis le 15, la température moyenne s'est maintenue entre 37 et 37°5, sauf le 17 (37°8) ; ce matin, la température a atteint 38°3 ; pas d'appétit. Éruption..., constipation, matité ». Quelques jours plus tard, la température remontait, mais, semble-t-il, sans aucun rapport avec l'éruption, puisqu'on pouvait noter que l'éruption pâlissait et desquamait légèrement.

De même, dans notre observation V, l'apparition de la rechute n'a coïncidé avec aucune aggravation de l'état général.

De tels cas permettent donc de penser que, parfois, les érythèmes polymorphes éberthiens jouissent d'une certaine bénignité, Pons parle d' « érythèmes bénins essentiellement constitués par une efflorescence cutanée et non accompagnés de réaction du côté de l'organisme ».

Et cela nous autorisera, au chapitre des variétés cliniques qui va suivre, à envisager des cas d'érythèmes polymorphes éberthiens avec fièvre typhoïde, survenant à la période d'état, pour lesquels le pronostic est favorable.

CHAPITRE III

VARIÉTÉS CLINIQUES ET OBSERVATIONS INÉDITES

On trouve dans l'ouvrage de Raynaud (thèse de Paris) une description des modalités cliniques, une classification des érythèmes polymorphes éberthiens de la fièvre typhoïde qui a été reprise dans le travail de Galliard, et à laquelle nous n'avons rien changé : érythèmes précoces, érythèmes de la période d'état, enfin érythèmes tardifs, c'est-à-dire érythèmes de la convalescence et érythèmes complications des rechutes, constituent les divisions importantes de ce travail, auquel nous devons emprunter beaucoup. Nous ajouterons toutefois au groupe des érythèmes de la convalescence une observation intéressante où l'érythème constitua la rechute de la fièvre typhoïde : ce cas doit être rapproché d'une observation personnelle de Galliard. Enfin, il nous est apparu que l'érythème polymorphe éberthien sans dothiénentérie pouvait dès aujourd'hui constituer une variété clinique que nous avons décrite rapidement en prenant comme point de départ les observations de Hanns et Richon, de Lesieur, et de Lesieur et Marchand.

I. — Erythèmes précoces.

Ce sont les *érythèmes précoces (précédant les taches rosées lenticulaires) de la période d'état*, décrits par Galliard.

Il s'agit alors parfois d'un rash scarlatiniforme, ainsi que l'ont vu Forget, en 1843, Murchison, en 1859, Bricheteau, en 1864, Culler (*in* thèse de Gabiran), Wipham, en 1883 ; ces cas très précis ne permettent pas de douter de l'existence du rash scarlatiniforme précoce de la fièvre typhoïde. D'autres fois, c'est un rash morbilliforme, cas rare, observé par Cottle (*Lancet*, 1876) et par Revilliod (thèse de Paris, 1886). Enfin, il s'agit parfois d'érythème pustuleux (Egglesten) ou papuleux, ainsi que l'a décrit Kéromnès.

II. — Erythèmes tardifs (consécutifs aux taches rosées lenticulaires) de la période d'état.

L'exposé symptomatique rapide que nous avons fait nous dispense de revenir sur ces érythèmes dont l'apparition, après celle des taches rosées lenticulaires, a été étudiée avec précision avant nous. Galliard rapporte sept observations de ces cas empruntées à Revilliod, Cayla, Raymond et Nélaton, Lovy, Lemaigre, Hutinel et Barbe.

III. — Erythèmes de la période de déclin.

De tels cas ont été observés par Revilliod et Hutinel ; Galliard, dans sa communication à la Société Médicale des Hôpitaux de Paris, rapporte un cas typique de fièvre typhoïde ataxo-adynamique avec délire de persécution, amélioration passagère au vingt-deuxième jour, érythème papuleux au vingt-huitième, desquamation au trente-quatrième, guérison.

Nous en relatons un cas inédit observé par M. Lesieur.

Observation I

Fièvre typhoïde à début pharyngé : ulcérations buccopharyngées; constipation; éruption scarlatiniforme.

Marthe P..., dix-neuf ans, domestique, entre le 26 janvier 1911 salle des typhiques n° 33.

Père mort tuberculeux. Pas d'antécédents personnels pathologiques, sauf la grippe en décembre 1910.

16 janvier. — Frissons, lassitude, anorexie, vertiges, douleur du poignet gauche. Alitement depuis le 19. T. R. le 21 = 39°8. Ce jour-là, rougeur de la gorge, céphalalgie; séro-diagnostic négatif, on pense à une scarlatine.

23 janvier. — Gargouillement iléo-cæcal.

24 janvier. — Ulcération des piliers, du voile du palais du côté droit.

A l'entrée, peu de prostration, plaques cyaniques localisées du visage, langue un peu saburrale; rougeur du pharynx; les ulcérations du voile sont multiples, les unes punctiformes, les autres grosses comme une lentille; lèvres sèches, écailleuses; ulcération sur la face interne de la lèvre inférieure.

Constipation, pas de gargouillement ni de taches rosées, ni d'hypertrophie splénique.

Un peu de tuméfaction des lèvres et de délire.

Pouls : 108. T. R. = 39°5, 39°2.

Disque d'albumine. Rien aux autres organes.

28 janvier. — Desquamation de l'œil, du nez; matité splénique haute de trois travers de doigt.

30 janvier. — Sur la face extérieure du bras et de l'avant-bras, à un travers de doigt au-dessus et au-dessous du coude, coloration rose, rouge ou cyanique suivant les points, avec léger gonflement de la peau ; légère rougeur du coude droit, teinte fleur de pêcher de l'avant-bras droit ; mêmes symptômes à la face antérieure des genoux ; quelques râles en bas.

31 janvier. — La température commence à baisser ; le pouls est à 120 ; les plaques ont disparu.

2 février. — Deux taches rosées ; autour de la bouche : muguet.

Du 4 au 8 février. — Disparition des lésions buccales, amélioration de l'état général, desquamation. Apyrexie progressive, définitive le 9 (24e jour). Séro-diagnostic de Widal tardivement positif.

IV. — Erythèmes de la convalescence.

Cette variété clinique a été bien étudiée par Leloir, Hutinel, R. Reynaud, Le Gendre dans des observations intéressantes. Galliard, dans le travail auquel nous nous reportons, relate très longuement un cas typique de cette variété, caractérisé par l'apparition d'un érythème papuleux, bientôt polymorphe au quarantième jour.

Dans les réflexions qui suivent l'observation, l'auteur revient sur les trois périodes de la maladie :

1° Période fébrile pendant trente jours ;

2° Période d'apyrexie durant dix jours ;

3° Réascension lente et grandes oscillations.

Puis il écrit : « Ce n'était qu'une fausse rechute ; le second acte de la maladie se différenciait absolument du premier. Avions-nous affaire à une maladie nouvelle? Oui, si l'érythème est une manière d'être de l'infection éberthienne. Non, s'il révèle une infection secondaire. »

« Sans préjuger, je dis qu'au point de vue clinique, l'érythème polymorphe a eu, chez ma malade, la valeur d'une rechute et qu'il mérite l'épithète de *pseudo-réversif*.... »

L'observation suivante semble assez conforme à cette manière de voir, et nous semble tout à fait comparable au cas de Galliard.

Observation II

Fièvre typhoïde évoluant en deux poussées : Première atteinte avec taches rosées classiques abondantes, diarrhée modérée, fièvre (jusqu'à 40°4) pendant vingt et un jours, pouls à 100; deuxième poussée sept jours plus tard, avec éruption rubéoliforme intense, constipation, fièvre (jusqu'à 39°6) pendant treize jours, pouls à 120. Séro-diagnostic de Widal et hémoculture positifs. Guérison.

Lemonnier Joséphine, vingt-neuf ans. Corsetière, entrée le 7 novembre 1911.

Antécédents héréditaires. — Père mort à soixante quinze ans. Vieillesse.

Mère vivante, soixante-cinq ans. Bonne santé.

Trois frères ou sœurs, bien portants. Point de mort.

Antécédents personnels. — Personnellement, rougeole de l'enfance, pas d'autres maladies, pas de pleurésie, ni rhumatisme articulaire, ni ganglions cervicaux, ni suppuration auriculaire.

Réglée à quinze ans régulièrement, mariée à vingt ans. Mari vivant bien portant; cinq enfants, pas de fausses couches, accouchements normaux, enfants bien portants, une de ses fillettes avait actuellement la scarlatine, soignée depuis quinze jours à la Charité.

Pas de stigmate de spécificité, pas d'éthylisme avoué.

L'affection actuelle aurait débuté il y a une quinzaine de jours, mais auparavant la malade traînait déjà.

Il y a quinze jours, elle fut prise de frissons, mal de tête coliques (elle attendait il est vrai ses règles) mais pas d'épistaxis; elle eut dès le début un peu de diarrhée, anorexie marquée, la malade se mit au lit; les symptômes ne s'amendant pas, elle se rend chez un médecin il y a huit jours, celui-ci l'envoie à l'hôpital.

Actuellement :

Plus de mal de tête, pas de courbature, la malade ne sent, dit-elle, aucun mal. Depuis deux jours, la diarrhée qui était avant de quatre selles par jour a disparu, pas d'épistaxis, l'anorexie a disparu.

A l'examen pas d'obnubilation, réponses nettes, pas de prostration.

La langue est rouge, humide, légèrement saburrale vers la base, rien aux piliers ni au pharynx, la malade n'a pas présenté d'angine.

Abdomen souple, non douloureux, en aucun point, pas de gargouillement. Taches rosées rares, mais nettes. Rate peu appréciable au palper et à la percussion, peut-être légère submatité sur la ligne axillaire. Réflexes abdominaux abolis.

Cœur : Bruits réguliers, sourds, sans souffle.

Poumons : Râle de bronchite, pouls 108 régulier.

Submatité nette de la base sans signes d'auscultation.

Système nerveux. Rien à signaler, réflexes normaux, pas de trépidation, pupilles égales réagissant.

Urines : albumine.

Température : 40 degrés.

15 novembre. — La malade se sent bien, la diarrhée un peu forte ces jours derniers s'atténue. La température de 40 degrés à l'entrée s'y est maintenue quatre jours, puis en quatre jours est tombée à 37 degrés. La malade a pris six lavements de vaccin (lavement de Courmont).

La langue est bonne, les taches rosées sont très nettes et

très nombreuses. La submatité de la base droite persiste.

20 novembre. — Depuis le 15 la température moyenne s'est maintenue entre 37 degrés et 37°5, sauf le 17 (37°8), le matin (20 novembre) la température de 9 heures a atteint 38°5.

Pas d'appétit.

On remarque ce matin une éruption qui a dû apparaître la nuit, localisée aux membres inférieurs remontant presque au niveau de la crête iliaque et descendant jusque sur le dos des pieds, avec maximum sur la face antérieure, et au-dessous des genoux. Cette éruption est à peu près symétrique; elle ne détermine ni prurit, ni douleur; l'aspect est rubéoliforme, tendance à la disposition en corymbe avec intervalles de peau saine, coloration rose tendre, très légère surélévation.

Pas d'induration dermique en profondeur, pas de nodosités.

On trouve encore quelques taches symétriques surtout au niveau des bras. Rien sur la face et le tronc, pas de catarrhe oculo-nasal, langue blanche, douleurs fugaces dans les jambes, constipation, l'érythème s'efface à la pression.

La submatité de la base droite a disparu.

Constipation.

Matité splénique.

22 novembre. — Eruption sur les bras et avant-bras.

23 novembre. — Eruption pâlit, mais la nuance se fonce, actuellement, ressemble un peu à la scarlatine.

28 novembre. — Rechute. La température s'élève progressivement. Ventre ballonné, constipation, quelques taches rosées nouvelles, rate toujours grosse. On redonne des bains. L'éruption continue à pâlir, desquamation légère.

1er décembre. — La température s'est maintenue en plateau au-dessus de 39°1, elle monte même le soir à 39°7. On a redonné du vaccin depuis le 30. Les bains sont bien supportés et donnent de bons abaissements. Pouls, 136.

La malade ne se plaint de rien, la langue est bonne; au point de vue de l'éruption, on note encore un aspect tigré des membres inférieurs, surtout aux cuisses, par suite de la pigmentation laissée par l'éruption rubéoliforme en voie de disparition.

Réflexes rotuliens exagérés, tendance à la trépidation épileptique surtout à gauche.

Abdomen ballonné, quelques taches rosées en voie de disparition.

La rate est grosse. Aux poumons les bases ont une sonorité à peu près normale. Au niveau des membres supérieurs même aspect qu'au niveau des membres inférieurs, mais la couleur est plus intense, l'aspect est violacé.

10 décembre. — La température est normale; les symptômes typhiques ont disparu.

V. — Erythèmes polymorphes éberthiens sans fièvre typhoïde.

Cette variété clinique que n'ont point, jusqu'ici, signalée les auteurs, mérite bien une place à part; deux observations de M. Lesieur et de MM. Lesieur et Marchand peuvent lui servir de base; nous n'hésitons pas à en rapprocher l'observation récente de Richon et Hanns que nous citerons intégralement, comme les deux premières.

Observation III

Erythème polymorphe avec fièvre (38 à 39°2) et constipation, pendant dix-sept à vingt jours; séro-diagnostic éberthien positif; signes fugaces d'hépatisation pulmonaire; albuminurie passagère; antérieurement, entérite mucomembraneuse.

Marie M..., 63 ans, rentière, née à R. (Isère), demeurant

à Lentilly (Rhône), entre à l'hôpital de la Croix-Rousse, service d'isolement du Dr Lesieur, pavillon des typhiques, le 21 octobre 1910, pour un état fébrile accompagné d'éruptions, datant d'une huitaine de jours.

Antécédents héréditaires. — Deux frères vivants sont atteints de diabète, un autre est mort également diabétique.

Personnellement, bonne santé habituelle à part quelques troubles dyspeptiques. Réglée à treize ans, ménopause à cinquante ans. Obésité.

Il y a quinze ans et pendant quatre mois, crise d'entérite muco-membraneuse, accompagnée de vives douleurs, depuis lors constipation habituelle, selles fréquemment glaireuses.

L'affection actuelle a débuté brusquement le 11 octobre, par de violentes douleurs abdominales, accompagnées de nausées et de fièvre, mais sans symptômes typhiques, qui durèrent deux jours environ. En même temps, apparaissait une éruption maculeuse, siégeant d'abord aux membres inférieurs, sans catarrhe oculo-nasal ni pharyngé. La malade s'est alitée et a observé, dès le début, la diète hydrique; aucun aliment, aucun médicament ne peuvent expliquer cette éruption. La température rectale prise le soir du 18 et du 19 s'était élevée à 39 degrés.

A l'entrée : état général relativement bon, pas d'état typhique.

Anorexie absolue, constipation opiniâtre, haleine fétide ; langue saburrale étalée. Rien à noter à la gorge.

Abdomen un peu ballonné. Petite zone de submatité dans la région splénique.

Aux poumons : râles muqueux, surtout aux deux bases, surtout à gauche.

Au cœur : un peu d'exagération du deuxième bruit au foyer aortique. Pouls régulier, bien frappé à 88. Rien à signaler du côté des autres viscères.

Sur presque tout le corps, sauf au visage, le malade présente une éruption maculeuse à divers stades d'évolution.

Cette éruption est polymorphe : à côté d'éléments purement congestifs, on trouve des taches purpuriques. Les macules sont de dimensions variées, depuis celles d'une pièce de 50 centimes, jusqu'à celles d'une pièce de 5 francs. Elles ne sont, à de rares exceptions près, ni surélevées, ni douloureuses, mais occasionnent par endroits un léger prurit. Les plus nombreuses sont disposées en corymbes, avec intervalles de peau saine, comme une éruption morbilliforme ; d'autres plus rares, plus localisées, rappellent les plaques de la scarlatine. Quelques papules sont en voie de desquamation furfuracée. Léger œdème péri-malléolaire.

Pas d'arthralgie. Température rectale : 39°2.

Pas d'albuminurie.

Le séro-diagnostic éberthien de Widal est nettement positif.

Traitement : Lavements huileux, glycérine, cachets de pyramidon, de sulfate de quinine. eau alcaline, régime exclusivement liquide.

22 au 23 octobre. — La *température rectale moyenne*, qui était tombée rapidement à 38 degrés, remonte à 39°1.

24 octobre au soir. — Ce jour-là les urines plus foncées renferment un disque net d'albumine, la constipation persiste, la langue est toujours blanche, les éléments éruptifs commencent à pâlir.

25 octobre. — La malade accuse un violent point de côté à la base droite du thorax, la température rectale est de 38°8.

26 octobre. — On constate à la base droite : matité sans exagération des vibrations, souffle tubaire inspiratoire, râles crépitants. Expectoration muqueuse peu abondante. Etat général excellent. Pouls : 88. Température rectale : 38°5 à 38°9.

28 octobre. — A la base droite, respiration soufflante. Râles sous-crépitants. Température rectale : 38°2 à 38°4.

1er novembre. — La température rectale, qui était normale depuis le 29, remonte pour la dernière fois à 38°4 ;

ensuite apyrexie définitive. Un peu d'obscurité à la base droite, sans signes d'épanchement. Excellent état général. Il ne reste plus que quelques traces insignifiantes d'éruption.

Dans la suite, l'albuminurie n'est plus constatée, l'alimentation normale est progressivement reprise (7 novembre), la malade quitte le service le 22 novembre, entièrement guérie.

Observation IV

Erythème noueux avec fièvre (38 et 39 degrés) et constipation pendant seize jours. — Bacille d'Eberth dans le sang. — Séro-diagnostic typhique tardif. — Séro-diagnostic tuberculeux positif. — Antérieurement, entérite membraneuse.

Marthe B..., seize ans, née à L... (Creuse), habitant Lyon, entre à l'hôpital de la Croix-Rousse, au service d'isolement du Dr Lesieur, pavillon des typhiques n° 39 : elle est envoyée le 24 septembre 1911 par deux médecins, pour malaise général avec fièvre, datant de sept jours.

Rien à signaler dans ses antécédents héréditaires.

Personnellement : rougeole dans l'enfance, entérite membraneuse ayant duré six mois, en 1910. Angines fréquentes. Réglée à quatorze ans, très irrégulièrement, pertes blanches abondantes dans l'intervalle. La malade a toujours été délicate et pâle, mais n'est pas une tousseuse, et n'a jamais eu d'accidents pulmonaires.

L'affection actuelle a débuté le 17 septembre par une céphalée violente avec légère dysphagie et constipation ; la température rectale, prise le 22 et le 23, était de 38 et 39 degrés ; *pas de prostration, la malade répond très bien aux questions posées*, pas de diarrhée, pas de coliques, pas d'épistaxis.

A l'examen : langue uniformément saburrale, étalée

avec empreintes dentaires, rougeur diffuse du voile du palais, sans ulcérations. Abdomen souple, un peu douloureux à la pression, léger gargouillement iléo-cæcal, pas de ballonnement, pas de taches rosées ; le foie ne déborde pas les fausses côtes, la rate n'est pas perçue à la palpation et ne donne à la percussion qu'une matité haute d'un travers de doigt.

Pas d'hypertrophie ganglionnaire.

Rien d'anormal aux poumons ni au cœur.

Pouls régulier à 98.

Réflexes rotuliens diminués, réflexes abdominaux normaux. Pas d'albuminurie.

La température rectale, prise toutes les trois heures, donne :

Température rectale moyenne : 38°1 le matin, 38°6 le soir ;

Température rectale maxima : 37°3 le matin, 38°9 le soir.

Le séro-diagnostic éberthien de Widal est négatif.

26 septembre. — La température moyenne continue à osciller entre 38°1 et 38°6 ; on découvre au-dessous du sein gauche une plaque érythémateuse, large comme la main, constituée par la confluence de petits éléments rouges légèrement surélevés. Au-dessous du sein droit, plaque érythémateuse, de même dimension, mais uniforme et sans surélévation.

A la face antérieure de chaque jambe, on voit à peu près symétriquement placés, et irrégulièrement espacés, six éléments arrondis, maculo-papuleux, larges environ de 1/2 à 1 centimètre, sauf celui situé au-devant de la partie moyenne du tibia droit, qui mesure 2 centimètres de diamètre au moins ; cet élément, de couleur rose fleur de pêcher, est très douloureux à la pression, s'accompagne d'œdème périphérique et de pseudo-fluctuation : pas de prurit. Il s'agit de véritables nodosités de la peau sans purpura.

Traitement : Potion avec chlorure de calcium, 2 gr. : cachets avec salol et benzonaphtol *aa*, 0.50. Lavements évacuateurs.

Du 27 septembre au 2 octobre. — La température rectale moyenne descend progressivement de 38°6 à 37°6, le pouls s'élevant à 108. La langue et la gorge redeviennent normales, la céphalée disparait, les urines sont abondantes, les nodosités cutanées persistent, moins dures pourtant, l'état général est excellent. La malade ne va à la selle qu'à l'aide de lavements.

2 octobre. — La température vespérale remonte à 38°5.

4 octobre. — Apyrexie définitive. La fièvre a duré seize jours, n'atteignant 39 degrés qu'au début, et avec quelques irrégularités. Cependant, à cette date, on constate encore un peu de gargouillement iléo-cæcal, un peu de submatité à l'extrême base du thorax, à droite, sans aucun signe stéthoscopique, et, dans la région ombilicale, trois petits éléments éruptifs disparaissant sous la pression digitale et rappelant l'aspect des taches rosées lenticulaires.

Quant aux nodosités des jambes, elles persistent, mais quelques-unes ont diminué de volume et ont pâli légèrement.

5 octobre. — Sur la poitrine on ne retrouve plus que des taches de rougeur émotive au niveau de l'ancien placard érythémateux ; on détermine facilement une raie vasomotrice très nette. Pas de taches rosées caractéristiques. Légère desquamation des extrémités des doigts des deux mains. Quelques secousses de trépidation plantaire. Température rectale : 36°6 le matin, 37 degrés le soir. On supprime les médicaments.

L'hémoculture est pratiquée par le procédé de J. Courmont. Cet ensemencement donne un peu tardivement (sixième jour) à l'état pur, des bacilles d'Eberth, typiques, agglutinables à 1 pour 100 par le sérum sanguin de la malade, et par celui d'un typhique classique.

Pourtant, le séro-diagnostic de Widal, pratiqué sur un

autre échantillon de bacille d'Eberth (peu agglutinable il est vrai) est encore négatif.

7 octobre. — La température descend à 36°5 le matin, à 36°8 le soir. L'alimentation solide peut être reprise progressivement à partir du 10 octobre.

12 octobre. — Température : 36°7 et 37 degrés. Pouls à 100. Poids : 40 kg. 700. Léger érythème cardiaque. Encore un peu de constipation. Examen viscéral négatif. Trépidation plantaire légère.

Les éléments éruptifs, après être devenus jaunâtres ne sont plus représentés que par quelques traces maculeuses brunâtres, non douloureuses, surtout nettes au devant du tibia droit, où l'œdème a disparu depuis longtemps, et où l'aspect est celui d'une ecchymose en voie de disparition.

Le séro-diagnostic typhique, pratiqué sur un échantillon de laboratoire très agglutinable, est positif à 1/50.

Le séro-diagnostic tuberculeux de E. Arloing et P. Courmont, pratiqué le 18 octobre, est positif à 1/15.

19 octobre. — L'état de la malade étant tout à fait satisfaisant (poids 44 kg. 400), elle part à l'asile de convalescents.

Observation V

(*Province médicale*, 30 septembre 1911 ;
Drs Richon et Hanns de Nancy.)

Etat typhique avec érythème polymorphe éberthien.

Jeanne Pierre, âgée de treize ans, entre à l'hôpital le 18 juin 1910 ; elle est examinée par l'un de nous, suppléant à ce moment M. le professeur Bernheim. Elle est malade depuis une dizaine de jours ; elle souffre de douleurs vagues dans le dos, les reins, les mollets, d'un peu de mal de tête, de vertiges, et de bourdonnements d'oreilles. Au moment de l'entrée, c'est-à-dire au quinzième jour de la maladie, elle présente, au niveau des jambes et sur les coudes, une éruption formée de petites nodosités douloureuses, grosses comme de petits pois, assez symétriquement disposées et ne remontant pas au delà des genoux.

Le lendemain et le surlendemain, les éléments éruptifs deviennent plus nombreux. Ils siègent principalement autour des genoux et du coude, et ne gagnent pas le tronc; ils sont répandus aussi sur la face externe de la cuisse et sur toute la surface des jambes. Les nouveaux éléments sont toujours en majorité des papules rouges, dont quelques-unes reposent sur une induration sous-cutanée assez profonde; des éléments simplement maculeux s'y mêlent.

Rapidement, l'éruption cesse d'augmenter, pâlit et bientôt disparaît sans laisser de traces. Elle a duré une dizaine de jours, si l'on admet que son début a eu lieu deux jours avant l'entrée, ce que prétend la petite malade. L'état général est excellent, et il existe seulement un peu de céphalée avec anorexie et constipation.

Malgré cette bénignité des symptômes, il reste une fièvre à oscillations assez élevée.

Le diagnostic d'érythème polymorphe primitif semblait absolument possible.

Dans le but de savoir si quelque septicémie atténuée était décelable, nous résolûmes de faire la culture du sang. Une ponction veineuse fut donc faite, et plusieurs tubes de bouillon ensemencés. A notre grand étonnement dans tous les tubes poussa du bacille d'Eberth, qui fut caractérisé bactériologiquement grâce à son agglutinabilité par du sérum de typhique. Aucune autre espèce ne l'accompagnait dans les cultures.

Voyant cela, nous pratiquâmes le séro-diagnostic : il fut négatif; on était cependant au vingt-deuxième jour de la maladie; mais quatre jours après, il fut repratiqué et fut positif.

La suite de l'évolution fut conforme avec celle d'une fièvre typhoïde. Loin de tomber après la disparition de l'érythème, la fièvre continua pendant douze jours encore à osciller entre 38 et 39 degrés, puis entre 37 et 38 degrés sans qu'aucune localisation morbide se produisit. « *L'état général était excellent, il y avait simplement un peu d'anorexie et de céphalée.* » Le pouls était nettement ralenti par rapport à la température (100 pulsations pour 39 degrés).

Sans revenir longuement sur les caractères de cette forme clinique que nous croyons avoir suffisamment mis en valeur au chapitre de la symptomatologie, nous en redirons brièvement les particularités.

Des érythèmes polymorphes ont été observés chez deux malades qui, précédemment, avaient présenté des troubles digestifs : gastralgie, entérite. Ils apparaissent à des âges différents de la vie. L'éruption ne présente rien de spécial à noter ; son apparition ne semble pas coïncider avec une aggravation de l'état général ; la température reste voisine de 38 degrés. Les signes typhiques sont bien faibles et l'on n'observe guère que de la dissociation du pouls et de la température, une légère matité splénique, un peu de gargouillement et quelques phénomènes pulmonaires. Il faut souligner la constance des troubles digestifs, et surtout la constipation habituelle et opiniâtre.

La durée de ces érythèmes est variable : de vingt jours dans 1 cas, elle fut de 16 dans un autre.

L'hémoculture et le séro-diagnostic semblent seuls en permettre le diagnostic.

Pour compléter cette description, on pourrait considérer encore les érythèmes polymorphes éberthiens suivant leur bénignité ou leur malignité. Des cas très graves ont été signalés par les auteurs, surtout chez les enfants; il existe à côté de ceux-là des cas relativement bénins, et n'aggravant pas l'évolution de la maladie. Enfin, parmi ces derniers, se rangeraient les érythèmes éberthiens sans typhoïde dont le pronostic est, semble-t-il, particulièrement bon.

CHAPITRE IV

DIAGNOSTIC

Le diagnostic des érythèmes infectieux dans la fièvre typhoïde n'est généralement pas très difficile, surtout si l'on a soin de penser à la possibilité de leur apparition dans cette maladie.

Il y a lieu cependant d'éliminer successivement quelques exanthèmes propres à certaines intoxications ou à d'autres affections. Il est évident que, dans certains cas d'érythèmes précoces, le diagnostic peut présenter quelques difficultés, et que parfois, au cours d'érythèmes de la période d'état, alors que la typhoïde ne présente que des signes cliniques vagues, il peut être obscur.

On éliminera le plus souvent avec facilité, par un interrogatoire consciencieux, les érythèmes externes d'origine mécanique, tels que ceux produits par la pression des draps sur certaines régions, ou encore d'origine chimique ou physique.

De même, seront aisément éliminées les éruptions causées par des produits toxiques introduits par les aliments dans le tube digestif.

L'intoxication par les médicaments, térébenthine, antipyrine, mercure, par exemple, mais surtout par l'iodure de potassium, pourrait donner lieu à des confusions dans des cas d'érythèmes précoces. La recherche des antécédents personnels du malade, l'interrogatoire serré enlèveront rapidement le doute.

Il peut être délicat de différencier les érythèmes polymorphes de la période d'état d'éruptions causées par la thérapeutique typhique elle-même. La prescription de la quinine en particulier peut occasionner des érythèmes d'une teinte généralement rosée, et de formes très variées. On se souviendra de ces localisations particulièrement fréquentes au cou, à la face, aux muqueuses, des démangeaisons qui fréquemment l'accompagnent, et de la desquamation qui marque la fin de son évolution, le plus souvent de très courte durée.

Il y a enfin des maladies infectieuses dont la marche irrégulière et l'évolution incertaine pourraient un instant égarer le diagnostic : c'est surtout chez l'enfant que l'on aura à les éliminer, au cours de certains érythèmes éberthiens, rubéoliformes ou scarlatiniformes.

Cependant, la marche de l'éruption, le catarrhe des muqueuses nasales, oculaires ou laryngiennes feront songer à la rougeole ; de même que l'intensité de la fièvre, l'angine et l'évolution de l'éruption distingueront une scarlatine.

Les rashs du début de la typhoïde pourraient encore faire songer à la variole, si l'on ne songeait que le rash variolique est surtout localisé aux cuisses et aux aines, qu'il s'accompagne le plus souvent de douleurs lombaires, de constipation et de vomissements.

La nature épidémique et contagieuse du typhus exanthématique, son invasion brusque, la concomitance des phénomènes nerveux, les caractères de l'éruption feront éliminer aisément le typhus exanthématique.

Nous n'insisterons pas sur le diagnostic de ces érythèmes avec certains cas d'érythèmes tuberculeux ou syphilitiques, ou certaines nodosités lépreuses qu'il est le plus souvent aisé de différencier par un examen clinique consciencieux.

Quant aux affections vésiculo-bulleuses, il nous semble que l'on peut d'emblée les écarter.

Dans les cas où véritablement le diagnostic clinique serait très difficile, obscur, impossible même, le diagnostic bactériologique prend une importance très grande : grâce au séro-diagnostic et surtout à l'hémoculture, la nature éberthienne de l'érythème sera révélée.

Mais ces procédés de laboratoire joueront un rôle primordial dans le diagnostic des érythèmes polymorphes éberthiens sans fièvre typhoïde : dans ces cas, en effet, le diagnostic est particulièrement obscur. On diagnostiquera l'éruption même et on la différenciera aisément des affections que nous venons d'énumérer ; mais si l'on n'accepte pas l'idée d'érythème idiopathique, si l'on veut connaître, pour en tirer des déductions thérapeutiques et prophylactiques, la nature de l'éruption, on devra recourir au séro-diagnostic et à l'hémoculture.

CHAPITRE V

ÉVOLUTION ET PRONOSTIC

Nous insistons, dans notre chapitre des variétés cliniques, sur l'inconstance de la date d'apparition des érythèmes polymorphes de la fièvre typhoïde : on les voit, en effet, tout au début de l'affection, à la période d'état, à la fin de cette dernière, au déclin de la maladie ou pendant la convalescence.

Leur durée qui, souvent, ne dépasse pas 4 ou 5 jours, peut présenter de grandes variations.

Ainsi que l'a fait remarquer Pons, l'évolution des érythèmes précoces de la typhoïde est banale : elle ne s'accompagne d'aucun phénomène grave, d'aucune altération de l'état général. Au contraire, ces mêmes érythèmes apparaissant tardivement, accompagnant une rechute ou interrompant la convalescence, seraient une complication grave ainsi que l'ont observé Hutinel, Le Gendre et Galliard. Une nouvelle poussée thermique, une altération grave de l'état général avec accélération du pouls, prostration, ont été relatées dans d'intéressantes observations. L'érythème peut donc devenir une grave complication : et des cas mortels ont été observés par les auteurs que nous venons de nommer et aussi par Pons qui, deux fois, a vu ces érythèmes occasionner une mort rapide.

Plus simple est l'évolution des érythèmes éberthiens sans fièvre typhoïde; dans les trois cas que nous croyons devoir ranger dans cette variété clinique, l'évolution a été des plus simples et n'a été marquée par aucun phénomène très important. L'érythème évolua en quinze à vingt jours, s'accompagnant seulement d'une légère température et de troubles digestifs.

Il est aisé de tirer de ces quelques considérations sur l'évolution des érythèmes éberthiens des conclusions intéressantes pour le pronostic.

Pons nous semble avoir bien mis au point la question en soulignant la bénignité des érythèmes précoces et la gravité de certains érythèmes tardifs. Avant lui, les avis étaient très partagés : certains auteurs prétendent que l'érythème n'était qu'un incident sans aucune influence sur l'évolution de la fièvre typhoïde, bien plus, annonçant parfois l'imminence d'une crise salutaire (Chèdevergne); les autres, avec Hutinel, Le Gendre et Galliard assurant que la situation de leurs typhiques se trouvait considérablement aggravée par le fait de l'apparition de l'exanthème. Les uns et les autres semblent avoir exagéré les données de leurs observations; mieux vaut avec Pons, et sans être absolu, se baser sur la date d'apparition de ces érythèmes.

Ajoutons encore que les conditions d'hygiène, les prédispositions de chacun ne devront pas être négligées pour ce pronostic.

Enfin nous n'hésitons pas à qualifier de bénin le

pronostic des érythèmes polymorphes éberthiens sans fièvre typhoïde : la lecture seule des trois observations que nous rapportons le prouve abondamment. Pendant les quinze ou vingt jours de leur durée, les malades ont eu un excellent état général.

CHAPITRE VI

TRAITEMENT

Les érythèmes infectieux éberthiens avec fièvre typhoïde ne sont justiciables d'aucun traitement spécial.

Le traitement classique ne subira aucun changement du fait de cette complication. Tout au plus pourra-t-on lui adjoindre la prescription de médicaments vaso-moteurs : chlorure de calcium (en potions d'1 à 4 grammes), ou encore de pilules telles que les prescrit Brocq avec sulfate de quinine, ergotine, extrait de belladone.

Dans les formes graves, telles que les ont décrites Hutinel et Martin de Gimard, il est indiqué de relever l'état général et de stimuler l'organisme par les toniques habituels.

Dans les cas d'érythèmes polymorphes éberthiens sans fièvre typhoïde, les mêmes médicaments vaso-moteurs seront très indiqués, et le clinicien devra attacher une grosse importance à l'antisepsie intestinale (urotropine, salicylate de soude, etc.), en raison des troubles digestifs que nous avons cru bon de souligner.

Nous n'insisterons point ici sur l'intérêt des mesures prophylactiques, des précautions d'hygiène, de l'isolement en raison de la contagion, qui sont de première nécessité dans tous les cas d'érythèmes éberthiens.

CHAPITRE VII

PATHOGÉNIE

Le chapitre de la pathogénie des érythèmes polymorphes infectieux, ou, si l'on veut, des érythèmes de cause intrinsèque est à la fois très vaste et très obscur ; il existe encore une certaine classe d'érythèmes polymorphes dont on ignore le mécanisme pathogénique, et que l'on est bien obligé de qualifier : érythèmes idiopathiques ; peu à peu, toutefois, cette classe tend à perdre de son importance et nous expliquerons plus loin pour quelles raisons nos observations inédites tendent encore à en restreindre le cadre.

Il nous a paru intéressant et nécessaire de rappeler brièvement ce que sont les érythèmes polymorphes de cause intrinsèque et quels ils sont.

On a observé l'érythème au cours d'infections multiples ; nous n'insisterons pas sur les cas assez connus survenus au cours de scarlatines, de rougeoles, de rhumatismes ou de syphilis, non plus que sur les cas plus rarement observés au cours de la pneumonie, de la blennorragie (Andret, *Des manifestations cutanées de la blennorragie*, thèse de Paris 1884 ; — Mesnet, *Des érythèmes blennorragiques*, thèse de Paris, 1884), du puerpérisme (F. Raymond, thèse d'agrégation 1882), de l'endocardite infectieuse (H. Barth., 1884) ou de la lèpre.

Par contre, nous dirons quelques mots des érythèmes polymorphes survenus au cours de la diphtérie, du choléra, de la tuberculose et nous rappellerons les cas d'exanthèmes médicamenteux et sériques et cela pour tenter ensuite un aperçu pathogénique de ces érythèmes infectieux tout à fait comparables et superposables aux érythèmes éberthiens qui font l'objet de cette étude.

Les érythèmes polymorphes diphtériques observés par Hutinel à l'Hospice des Enfants assistés, ont fait l'objet de la thèse de Mussy ; pour ces auteurs, il faudrait incriminer l'infection secondaire, le streptocoque associé ou non au bacille de Lœffler et pénétrant dans l'organisme par les ulcérations superficielles buccales.

L'érythème cholérique fut étudié par Lesage et Malgaigne, qui concluent à une infection secondaire due au coli-bacille, pénétrant dans l'organisme à la phase de réaction de la maladie.

Enfin, la pathogénie de l'érythème noueux tuberculeux a été étudiée par Pons dans sa thèse, mais a surtout fait l'objet d'importants travaux du professeur Poncet : ils ont montré le rôle du bacille et fait de l'érythème noueux une véritable localisation de l'infection bacillaire. Bouchard a d'ailleurs montré que le bacille de Koch sécrète de l'ectasine, soit une substance susceptible de favoriser la dilatation des vaisseaux et de déterminer la diapédèse. Plus récemment, Gougerot, Gaucher et Guggenheim émettent l'hypothèse d'une embolisation et d'élimination cutanée de bacilles vivants, isolés ou peu virulents, ou de bacilles morts, ou, encore, de leucocytes vecteurs de débris bacillaires ou d'endotoxines.

Il nous a paru intéressant de citer ces théories variées, que nous pourrons rapprocher des érythèmes éberthiens. Auparavant, nous voulons citer ici une observation inédite d'érythème polymorphe tuberculeux qui, en plus de son intérêt clinique, permettra au lecteur d'établir une comparaison avec nos autres cas inédits d'érythèmes éberthiens.

Observation VI

(Cette observation ne se rapporte pas à l'érythème éberthien; nous la donnons ici seulement à titre comparatif.)

Erythème polymorphe ayant duré dix jours, avec fièvre passagère. — Kyste du poignet. — Anémie. — Sérodiagnostic tuberculeux positif.

Eléonore S..., vingt ans, domestique, entre, le 14 juin 1909, à la clinique du professeur Lépine, pour une éruption cutanée accompagnée d'arthralgie et d'état fébrile, datant du 4 juin.

Antécédents. — Bronchites dans l'enfance. Kyste du poignet droit opéré et récidives. Anémie notable.

Début de l'affection actuelle le 11 juin, par des douleurs vagues dans les jambes, de la céphalée, de l'anorexie, de la diarrhée, un état fébrile et saburral : en même temps apparition de l'éruption.

L'éruption consiste en éléments congestifs surélevés, rouge, au centre, rosés à la périphérie, agglomérés par endroits en placards, reposant sur une base indurée : douloureux à la pression, ils siègent surtout sur la face d'extension des membres, plus abondants à la jambe droite, quelques papules à la face.

Un peu de diarrhée, langue blanche.

Un peu de toux; respiration prolongée et légèrement soufflante au sommet droit, submatité des deux sommets en arrière.

La température rectale oscille pendant trois ou quatre jours autour de 38 degrés, puis redevient normale.

Séro-diagnostic tuberculeux positif.

Evolution ultérieure. L'éruption a disparu progressivement au bout d'une dizaine de jours, la malade sort le 29 juillet. Elle revient en décembre pour amaigrissement, toux, anémie; le traitement par injections de cacodylate est suivi d'amélioration (2 kilogrammes en quinze jours).

Les diverses hypothèses ou théories, émises par les auteurs relativement à la pathogénie des érythèmes survenus au cours de ces infections, sont applicables, avons-nous dit, à l'érythème éberthien. Et, en effet, les auteurs ont tenté ce rapprochement.

Il était assez naturel de penser que le tégument peut subir des altérations et réagir au cours d'une maladie où tous les tissus sont plus ou moins atteints dans leur structure et leur vitalité; le rôle du microorganisme établi, on pouvait considérer l'éruption comme un phénomène défensif des téguments et rechercher dans la peau, au niveau des taches, les microorganismes pathogènes. A défaut de ce dernier, il était logique de rechercher les produits toxiques qu'il est susceptible de sécréter et d'attribuer à ces derniers les troubles circulatoires locaux qui constituent l'érythème.

De même donc que l'on pouvait incriminer le bacille

de Koch, il était permis d'attribuer à l'Eberth la production des phénomènes éruptifs.

Ce n'est pas à lui, non plus qu'à ses toxines, que l'on songea tout d'abord. Hutinel le considéra comme un symptôme surajouté, résultat d'une infection secondaire, et provoqué par des toxines microbiennes autres que celles de l'affection primitive : le coli-bacille et le streptocoque furent incriminés. La porte d'entrée résiderait dans les ulcérations buccales ou dans l'intestin.

Bien loin de songer à réfuter d'une façon absolue cette théorie séduisante, nous pensons qu'elle peut trouver son application dans certains cas, mais qu'elle ne peut être exclusive.

Aussi, et nous sommes en cela en parfait accord avec MM. Galliard et Rispal qui se sont refusés à ne pas croire au rôle du bacille d'Eberth ou de ses toxines dans la pathogénie des érythèmes polymorphes de la typhoïde. M. Galliard s'est exprimé ainsi : « Je ne vois aucun motif sérieux pour réserver le privilège érythrogène aux streptocoques ou au coli-bacille, et en déposséder d'autres microbes tels que le bacille d'Eberth ou le bacille de Koch. Jusqu'au jour où l'on aura démontré l'inertie du bacille virgule, je continuerai à décrire l'érythème avec les autres phénomènes de réaction, comme symptômes et non comme complication ».

M. Rispal, dans deux cas, ne put découvrir, en aucun point de la peau ou des muqueuses, l'existence du plus petit foyer microbien, ou la moindre ulcération capable de servir de porte d'entrée à une infection secondaire » et ses conclusions sont semblables à celles de M. Galliard.

Comme ces auteurs, nous ne voyons pas pourquoi le streptocoque ou le coli-bacille seraient considérés comme doués du privilège érythrogène, et nous pensons que l'Eberth, par lui-même ou par ses toxines, est parfaitement capable de produire des altérations tégumentaires, des érythèmes polymorphes.

Peut-être aussi faut-il songer aux altérations graves de la cellule hépatique au cours de la typhoïde, à un affaiblissement de son rôle défenseur, et ne point négliger ce facteur adjuvant de l'intoxication microbienne.

Dans deux de nos observations, il ne nous paraît pas possible d'admettre une infection secondaire; de plus, l'hémoculture positive a permis de constater la présence de l'Eberth dans le sang. Pourquoi n'aurait-il pas agi par ses toxines?

Et cela conduit à penser que dans certaines formes d'érythèmes d'un tableau symptomatique vague, la recherche du bacille d'Eberth peut éclairer la pathogénie; sans prétendre pousser à la recherche systématique de l'Eberth au cours des érythèmes polymorphes étiologiquement et pathogéniquement obscurs, nous croyons que le clinicien doit songer à la septicémie éberthienne.

Dès lors, restant dans le domaine de l'hypothèse, n'est-il pas permis de songer que la présence de l'Eberth dans le sang de certains érythémateux donne une explication assez plausible sur quelques observations de contagiosité des érythèmes polymorphes? (V. Lannois, *Archives de Médecine*, 1892.)

Nous n'exprimons là qu'une idée que peut-être des travaux ultérieurs vérifieront, et qui aurait alors son utilité et éclairerait d'un jour nouveau la question du traitement et même de la prophylaxie de ces érythèmes polymorphes.

CONCLUSIONS

I. — Parmi les érythèmes polymorphes d'origine infectieuse, ceux de la fièvre typhoïde sont bien connus; ils peuvent survenir au début, à la période d'état, au déclin, et pendant la convalescence : ils peuvent constituer la rechute.

II. — Nous croyons pouvoir ajouter à ces variétés cliniques une nouvelle forme : érythème polymorphe d'origine éberthienne sans dothiénentérie.

III. — Au cours de ces érythèmes évoluant sans dothiénentérie, il est intéressant de signaler le peu d'intensité des symptômes généraux, la fréquence de la constipation, la dissociation de la température et du pouls, la bénignité du pronostic.

IV. — La recherche du bacille d'Eberth dans le sang par l'hémoculture permet le diagnostic de la nature exacte de ces érythèmes ; le séro-diagnostic de Widal, très utile également, peut cependant n'être que tardivement positif.

V. — La notion de la possibilité de tels érythèmes diminue encore le cadre déjà restreint des érythèmes polymorphes dits idiopathiques. La détermination de la nature d'un érythème polymorphe peut en pareil cas être utile au pronostic, au traitement et à la prophylaxie.

BIBLIOGRAPHIE

Audibert (V.), Le processus éberthien (Qu'est-ce que la fièvre typhoïde?) (*Encyclopédie des aide-mémoire*, Leauté, Paris, 1910).

Barjon (F.) et Lesieur (Ch.), Septicémie éberthienne sans lésions intestinales (*Journal de Physiologie et de Pathologie générale*, 250-265, 1900).

Bernard, *Erythèmes, suites de couches* (thèse de Lyon, 1908-1909).

Besnier, Pathogénie des érythèmes (*Annales de Dermatologie*, 1890).

Biz, *Contemporanéité de la fièvre typhoïde et des fièvres éruptives* (thèse de Paris, 1877).

Bodin, Des érythèmes (*Pratique dermatologique*, de Besnier, Brocq et Jacquet, p. 504).

Boulin, *De la valeur pronostique des taches rosées lenticulaires. Forme exanthématique de la fièvre typhoïde infantile* (thèse de Lyon, 1910).

Cabirau, *Exanthèmes typhoïdiques* (thèse de Paris, 1879).

Calton, *Des érythèmes infectieux, en particulier dans la fièvre typhoïde* (thèse de Paris, 1893).

Cazalis (J.), *De la valeur de quelques phénomènes congestifs dans la dothiénentérie* (thèse de Paris, 1874).

Chédevergnes, *De la fièvre typhoïde et de ses manifestations congestives, inflammatoires et éruptives* (thèse de Paris, 1884).

Chauchlot, Les taches rosées de la fièvre typhoïde (*Journal de Biologie*, 1910).

Courmont (J.) Lesieur (Ch.), Le bacille d'Eberth dans le sang des typhiques (*Journal de Physiologie et de Pathologie générale*, 331-340, 1903).

Curschmann (H.), Sur une épidémie de fièvre typhoïde avec exanthème hémorragique initial (*Wünch. med. Wochens.*, 22 février 1910; *Semaine médicale*, 1910).

Ducrecagais, (H.), *Érythème scarlatiniforme rhumatismal* (thèse de Paris, 1874).

Estève, *Évolution simultanée de la fièvre typhoïde avec la rougeole et la scarlatine* (thèse de Paris, 1888).

Forget, *Diagnostic de la dothiénentérie*, 1852.

Gallart, *Clinique médicale de la Pitié*, 1878.

Galliard, Contribution à l'étude des érythèmes infectieux (*Semaine médicale*, 1894; *Bulletin de la Société médicale des Hôpitaux de Paris*, 1896).

Gaucher, Gougerot et Guggenheim, Érythème polymorphe et purpura d'origine tuberculeuse (*Bulletin de la Société de Dermatologie*, p. 102, 2 mars 1911).

Geffroy, *Affections cutanées survenant dans le cours ou à la suite de la fièvre typhoïde* (thèse de Paris, 1882).

Gillet, *Contribution à l'étude des érythèmes infectieux dans la dothiénentérie* (thèse de Nancy, 1896).

Homolle, Article : Fièvre typhoïde (*Dictionnaire Jaccoud*, 1878).

Hutinel, Note sur quelques érythèmes infectieux (*Archives générales de Médecine*, octobre 1852; *Société médicale des Hôpitaux de Paris*, mars 1895 et 1896).

Hutinel et Martin de Gimard, Érythèmes infectieux dans la fièvre typhoïde (*Médecine moderne*, p. 81, 101, 124, 1850).

Kerommès, *Étude descriptive et diagnostic de quelques éruptions survenant dans le cours de la fièvre typhoïde* (thèse de Paris, 1881).

Langenhagen (De), *De l'érythème polymorphe infectieux* (thèse de Nancy, 1888).

LEGENDRE, Érythème scarlatiniforme dans la fièvre typhoïde (*Société médicale des Hôpitaux de Paris*, mars 1893, 1895, 1896).

LEMAIGRE, *Sur une variété d'exanthème survenue dans le cours de la fièvre typhoïde* (thèse de Paris, 1883).

LE GOIC, Association de fièvre scarlatine et de fièvre typhoïde (*Revue de Médecine*, 1904, XXIV, 64).

LEROUX et LORRAIN, Fièvre typhoïde et diplococcie (*Archives de Médecine expérimentale et d'Anatomie pathologique*, XV, 613, 1903).

LESIEUR (CH.), De la fièvre typhoïde exanthématique chez l'adulte et des exanthèmes chez les typhiques (*Presse médicale*, n° 102, 22 décembre 1906).

LESIEUR et GARIN, Érythème polymorphe bulleux et douloureux chez un tuberculeux alcoolique (*Société des Sciences médicales de Lyon*, 1909).

LESIEUR et MARCHAND, Érythèmes polymorphes éberthiens sans dothiénentérie (*Province médicale*, 1912).

LOBLIGEOIS, *Des érythèmes sériques* (th. de Paris, 1903).

LOVY, *Des exanthèmes rubéoliques typhiques* (thèse de Paris, 1890).

MARQUET, *De l'érythème polymorphe grave ou infectieux* (thèse de Paris, 1885).

MURCHISON, *Traité sur la fièvre typhoïde*, 1878.

MUSSY, *Des érythèmes infectieux, en particulier dans la diphtérie* (thèse de Paris, 1875).

NORMAND, *Éruption cutanée dans la fièvre typhoïde* (thèse de Paris, 1875).

PIC (A.) et LESIEUR (CH.), Contribution à la bactériologie du rhumatisme articulaire aigu. Nouvelles recherches sur le bacille d'Achalme-Thiroloix (*Journal de Physiologie et de Pathologie générale*, 1007-1019, 1899).

PONS, *De l'érythème noueux d'origine tuberculeuse* (thèse de Lyon, 1906).

PONS, *Contribution à l'étude des érythèmes infectieux dans la fièvre typhoïde* (thèse de Toulouse, 1898).

Raymond et Nélaton, Une variété d'éruptions typhiques (*Progrès médical*, 1878).

Remlinger, Contribution à l'étude des érythèmes dans la dothiénentérie (*Revue de Médecine*, 1900).

Reynaud, *Érythèmes polymorphes dans la fièvre typhoïde* (thèse de Paris, 1881).

Richon et Hanns, Fièvre typhoïde avec érythème polymorphe éberthien (*Province médicale*, 387, 30 septembre 1911).

Rispal, Contribution à l'étude des érythèmes infectieux dans la fièvre typhoïde (*Archives de la Société médicale de Toulouse*, janvier 1898).

Rondet, *Éruptions dans la fièvre typhoïde* (thèse de Paris, 1882).

Roux (G.), Bacille d'Eberth dans les taches rosées chez un typhique (*Société Médicale de Lyon*, avril 1890).

Siredey et Feréol, *Union médicale*, 6 mars 1876.

Sourier et Aspol, *Mémoires de Médecine et de Chirurgie militaires*, 1862.

Tremblez, *Érythème desquamatif scarlatiniforme* (thèse de Paris, 1876).

Weill (E.) et Lesieur (Ch.), De la fièvre typhoïde infantile à forme exanthématique (taches rosées abondantes) (*Revue mensuelle des Maladies de l'enfance*, 209 et 266; *Gazette hebdomadaire de Médecine et de Chirurgie*, p. 421, 1900).

Widal et Thérèse, Purpura et érythème à streptocoques (*Société médicale des Hôpitaux de Paris*, 312, 18 mai 1854).

Voir aussi, à propos de l'érythème noueux d'origine tuberculeuse :

Chauffard et Troisier; Laignel-Lavastine; Léreboullet; Thiberge et Gastinel; Carnot, Barbier et Léan.

Passim : *Société médicale des Hôpitaux de Paris*, vol. XXVII, 1909.

Lyon. — Imprimerie A. Rey, 4, rue Gentil. — 6008

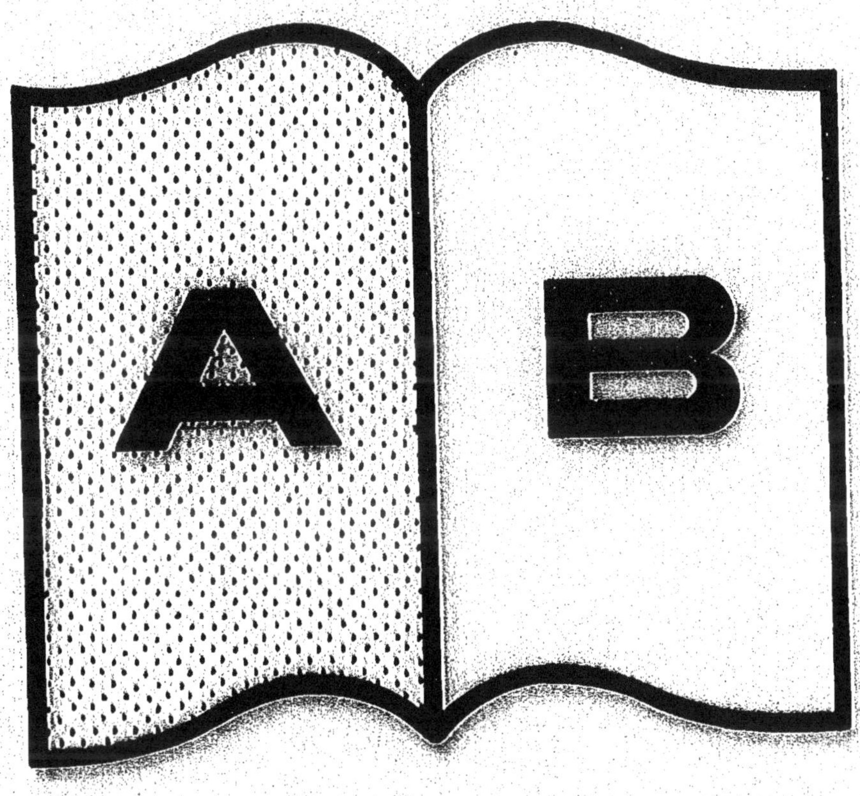

Contraste insuffisant

NF Z 43-120-14

www.ingramcontent.com/pod-product-compliance
Ingram Content Group UK Ltd.
Pitfield, Milton Keynes, MK11 3LW, UK
UKHW021147230726
13926UKWH00002B/969